がんにならない、
がんに負けない、
がんと生きる。

平成27年度医療法人　瀧田医院公開勉強会より

国立がん研究センター理事長・総長　**堀田 知光**

★**特別企画**
常滑市民病院のがんへの取り組み

編集　瀧田 資也　瀧田 恭代　瀧田 好一郎

発刊にあたって

　がんは、医療関係者のみではなく患者さんなどの市民にも関心があるテーマです。

　そこで医療法人瀧田医院はがんのテーマで公開勉強会を開催いたしました。

　講師には国立がん研究センター理事長・総長の堀田知光先生にお願いいたしました。

　先生は[がんにならない、がんに負けない、がんと生きる]というタイトルでがんを鳥瞰(ちょうかん)的に患者さんなどの市民にも分かりやすく講演をされました。

　講演後に、常滑市民病院の皆様から常滑市民病院が新しい病院になったことを記念して、「常滑市民病院ではいかにがんと取り組んでいるのか、そしてこれから取り組んでいくのか」ということを発表していただきました。

　この度これらの内容をまとめた講演録を発刊する運びとなりました。

　現在、がんに関して総括的に解説した医学書は相当数出版されておりますが、ほとんどが教科書や専門書で、この度発刊したような本はなかなか見つからず、医療関係者のみではなく患者さんなどの市民の皆様のご参考になればと思っております。

　改めて講演いただいた堀田先生、そして発表いただいた常滑市民病院の皆様にお礼を申し上げます。

　なお、スライドは図と表、さらに写真を含めて図表とし、文献記載は省略して図表に"source"として示しました。

　　　　　　　　　　　医療法人瀧田医院　　　瀧田 資也　瀧田 恭代　瀧田 好一郎

※本書は、医療法人瀧田医院が平成27年5月17日に開催した公開勉強会の内容を抜粋し、まとめたものです。

目　次

はじめに ………………… 4

講演
がんにならない、がんに負けない、がんと生きる。

国立がん研究センター理事長・総長　堀田　知光

1. がんの今とこれから　………………… 8
2. がんにならない　………………… 14
3. がんに負けない　………………… 16
4. がんと生きる　………………… 21
堀田先生とのQ＆A　………………… 25

特別企画
常滑市民病院のがんへの取り組み

新しい大腸検査について	山田　啓策	…… 28
消化器がんの外科治療について	井上　昌也	…… 32
抗がん剤治療について	原田　拓也	…… 36
がん看護相談について	尾之内 赤実	…… 38
がんになったらどうしますか？	渡邊　和子	…… 40
常滑市民病院とのQ＆A		………………… 48

はじめに

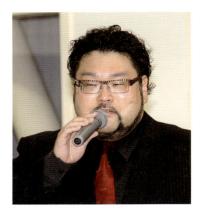

司会（瀧田好一郎）

　ただ今から平成27年度医療法人瀧田医院の公開勉強会を始めます。

　本日は、がんに関しての講演を国立がんセンター理事長・総長の堀田知光先生にお願いいたしました。

　講演に先立ち、瀧田資也より先生の略歴をご紹介いたします。

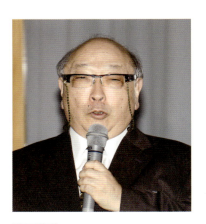

瀧田資也

　堀田知光先生の略歴をご紹介する前に、多くの方は既にご存じと思いますが、中日新聞が今年の憲法記念日に、「堀田先生は中日新聞社が日本国憲法の施行を記念して1947（昭和22）年に設定した中日文化賞を受賞されることになった」と報じたことをご報告いたします。

（図表A）

　堀田知光先生の略歴は6頁の如くで、現在、国立がん研究センター理事長・総長を務めておられ、さらにいろいろな重責を担っておられます。

堀田知光先生との繋がり
（図表B）

　私にとって、堀田先生との関係は非常に密なるものがあります。

　私は、図表の如く（黄色のバックに朱色に記されている）堀田知光先生と1973（昭和48）年〜1979（昭和54）年の6年間、名古屋大学医学部第一内科講座血液内科研究室で一緒に研究・臨床をしました。つまり、同

図表A　中日文化賞の授賞を報じた
2015（平成27）年5月3日付「中日新聞」

じ釜の飯を食った仲です。

現在、山中伸弥先生によるips細胞（induced pluripotent stem cell）という、多くの細胞への分化万能性と自己複製能を持った細胞である多能性幹細胞が注目されておりますが、私が血液内科研究室に入った1973（昭和48）年当時はそのような多能性幹細胞の発見は未だなく、赤血球・白血球・血小板に分化する造血幹細胞が注目され始めていた頃で、堀田先生と私はそれに関する研究に取り掛かりました。

当時、血液内科研究室には造血幹細胞のような細胞を培養する環境は整っていなく、まずその環境づくりをするのに非常に苦労をいたしました。

1976（昭和51）年に京都で第16回国際血液学会が開催され、その学会で2人が各々の立場で造血幹細胞に関する研究結果を発表した時の抄録です。**（図表C）**各々の抄録の発表者氏名の最後に記されている山田英雄先生は当時の上司でしたが先年急逝されました。

1977（昭和52）年に研究室旅行で琵琶湖に行った時の写真です。**（図表D）**

堀田先生は当時から温厚で、怒った顔を見たことがありませんでした。

後輩の信望も厚く、当時より組織をまとめる力を持っておられました。

それでは堀田先生、よろしくお願いいたします。

	1968年	69年	70〜73年	73〜79年
堀田知光先生	名古屋大学医学部	名古屋大学医学部卒業	愛知県済生会病院で研修	名古屋大学医学部第一内科（血液研究室）
瀧田資也	慶應大学医学部卒業	慶應大学病院で研修	名古屋大学医学部第一内科	国立名古屋病院（現名古屋医療センター）（血液内科）	名古屋大学医学部第一内科（血液研究室）

図表B 堀田知光先生との繋がり

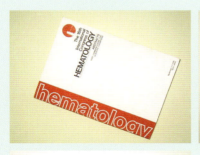

図表C 1976（昭和51）年 京都第16回国際血液学会での研究発表抄録

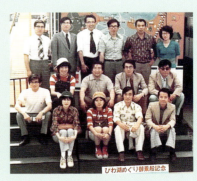

図表D 1977（昭和52）年 研究室旅行琵琶湖にて（上段左から3人目が山田英雄先生、中段左から3人目が瀧田資也、4人目が堀田知光先生）

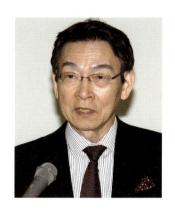

堀田 知光
Tomomitsu Hotta M.D.,ph.D.

1969 年　名古屋大学医学部卒業
1969 年　愛知県済生会病院研修
1970 年　名古屋大学医学部第一内科（血液研究室）
1986 年　名古屋大学医学部第一内科助手（現在、助教と呼称）
1990 年　名古屋大学医学部第一内科講師
1996 年　東海大学医学部内科学教授
2002 年　東海大学医学部長
2006 年　国立病院機構名古屋医療センター院長
2012 年　国立がん研究センター理事長・総長

日本臨床腫瘍学会功労会員、日本血液学会名誉会員、日本リンパ網内系学会名誉会員
日本内科学会会員、米国臨床腫瘍学会会員、米国血液学会会員
医療上の必要性の高い未承認薬・適応外薬検討会議座長、厚生労働省がん対策推進協議会委員、内閣官房健康・医療戦略推進本部健康・医療戦略参与、ジャパンキャンサーリサーチプロジェクト プログラムディレクター など

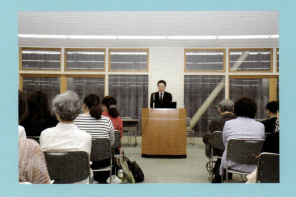

がんに **ならない、**
がんに **負けない、**
がんと **生 きる 。**

講演録

講師 国立がん研究センター理事長・総長
堀田知光

1. がんの今とこれから

2. がんにならない

3. がんに負けない

4. がんと生きる

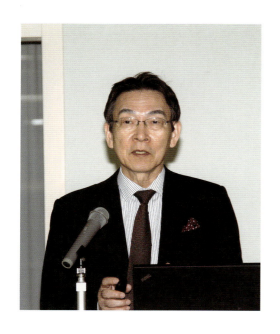

ただ今ご紹介いただきました堀田です。

血液内科研究室には私が瀧田先生より先に在席しておりましたが、卒業年次は瀧田先生が1年先輩です。

二人で、今では信じられないような汚い環境で造血幹細胞に関しての実験をしていたことを非常に懐かしく思い出します。

瀧田先生の血液内科研究室生活終了後、二人の進路の方向性は変わりましたが、今でも交流関係は続いております。

本日は、がんの全体像について一般の方々になるべく分かりやすくお話をさせていただきたいと思います。

前提として「がんの今とこれから」、すなわち、今、がんはどのような状況で、これからどのように動いていくのかということを皆さんと共有し、それに基づいて **「がんにならない」**、すなわち予防について、それから **「がんに負けない」**、すなわち治療について、それから **「がんと生きる」**、すなわち実際にがんになった時にがんとどのように付き合えばよいかというお話をさせていただきます。

1. がんの今とこれから

がんは国民病と言われて長い年月が経ちます。

「人生50年」と言われたように、1900（明治33）年から終戦直後まで、多くは若死でした。

終戦までの主な死因は赤色のラインの結核でしたが戦後急激に減少し、その代わりに青色のラインの脳血管疾患（脳卒中）が急激に増えてきました。それを追うようにして黒色のラインのがんが1981（昭和56）年から第1位に躍り出て、未だにその座は続いています。しかし21世紀になって、いろいろな対策や早期発見の進歩によって少しずつがんの死亡率は下がってきています。このことはあくまでがん死亡率での話であり、がん死亡者数は今でも増え続けています。**（図表1）**

がん死亡率とは、その年にがんで死亡した人が人口10万人当たり何人いるかということです。

一生涯でがんになる確率はどのくらいかということですが、「日本人の2人に1人は一生涯でがんになる」ということで、がんは特殊な病気ではなくなっております。

ちなみに最近のデータでは男性は62％、女性は46％で、女性は男性に比して少しがんになりにくいのが長生きの理由の一つでもあります。**（図表2）**

年齢調整がん罹患率（部位別）の、今から4年前の2011年のデータです。**（図表3）**

年齢調整がん罹患率とは、その年にがんに罹った人が人口10万人当たり何人いるかということを年齢構成の異なる集団のがんの罹患状況の比較ができるように年齢構成を調整したものです。

なお、がん罹患率は地域がん登録データからの推計に基づいて算出しますので、死亡診断書を基にして算出するがん死亡率と違って全国実測値データではありません。

図表1　がんは国民病

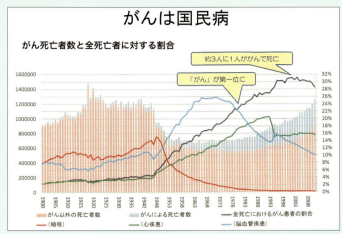

Source：平成22年人口動態統計

図表2　生涯でがんになるリスク

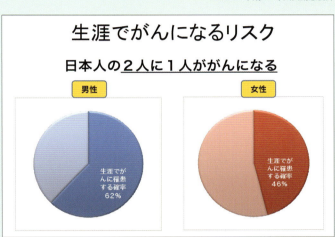

Source：国立がん研究センターがん対策情報センターによる推計値

図表3　年齢調整がん罹患率

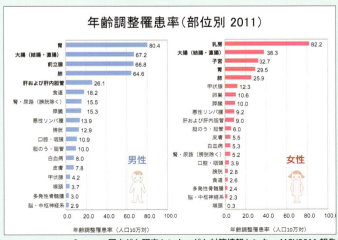

Source：国立がん研究センターがん対策情報センター MCIJ2011報告

データが少し古いのは、がんの統計は各都道府県から集められたデータを本人かどうか確認するという膨大な作業があるので、すぐには確定しないためです。

　近年、がん罹患率は増加していますが、検診などで早期診断が進み、これまで見つからなかったがんが見つかるようになった分が上乗せされていることを差し引いて理解する必要があります。

　男性の罹患率の1番は胃がん、2番は大腸がん、3番は前立腺がん、4番は肺がんです。なお前立腺がんの比率はどんどん増えて、今や1位になりそうです。女性の1番は乳がん、2番は大腸がん、3番は子宮がん、4番は胃がんです。(図表4)

　年齢調整がん罹患率（部位別）の推移を見ますと、男性は胃がんが1番ですが、じりじり下降しております。一方、肺がんの罹患率は上昇しておりますが、最近は頭打ちになっております。

　一番大きな変化があるがんは前立腺がんです。なぜ前立腺がんの罹患率がどんどん上昇したかと言いますと、生活習慣が欧米化したこともありますが、早期発見率が高まったからです。つまり、検診などでの血液検査で前立腺がんの腫瘍マーカーのPSA（Prostate Specific Antigen）値の測定がよく行われるようになり、その値が高いと自覚症状がなくても前立腺の組織を採取してがん細胞を見つける精密検査がよく行われるようになったからです。しかし、がん細胞が見つかったからと言って、すぐに治療をしなければならないとか、死に直結するということではありません。

　女性は男性と同様に胃がんの罹患率は下降しております。一方、上昇しているがんは乳がんです。大腸がんも上昇しています。男性では頭打ちになってきた肺がんが上昇しております。

　このデータは最近まとめて発表したので新聞などでご覧になった方もおられるかもしれませんが、県ごとに集めたがんの罹患率を県別にマップした結果です。(図表5)

　2003年の地域がん登録では、国際基準のA基準を満たしたのは3県だけでした。これに少しゆるい国内基準であるB基準を満たす10県を加えても13県で、47都道府県の3割弱でした。

　最近では、がん登録が法制化される流れとともに、2011年にはA基準を満たす県が14県に増え、B基準を満たす道府県が25、併せて39となり、47都道府県の8割のがん登録が使えるデータになりました。そこで、全国がん登録の実施を前倒しにして上記の39の道府県のデータを利用して県別のがんの罹患率の状況を示すことが可能となりました。

　県別の胃がん罹患率です。男性、女性ともに日本海側に多いことが分かります。(図表6)

　肝臓がん罹患率は男性、女性とも西日本に多い傾向があります。(図表7)

　肺がん罹患率が高いのは男性では近畿、東北の北側

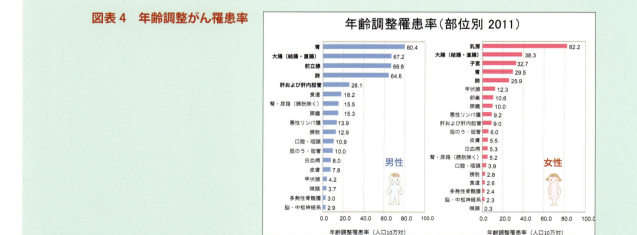

図表4　年齢調整がん罹患率

Source：国立がん研究センターがん対策情報センター MCIJ2011 報告

図表5　地域がん登録全国集計での
　　　　データ精度分布

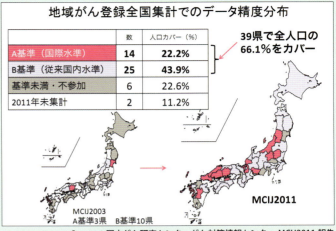

図表6　地域がん登録による
　　　　標準化罹患比（胃）

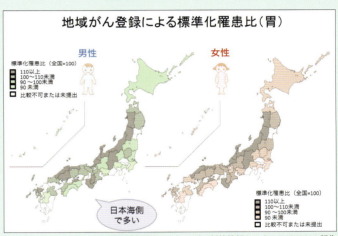

図表7　地域がん登録による
　　　　標準化罹患比（肝）

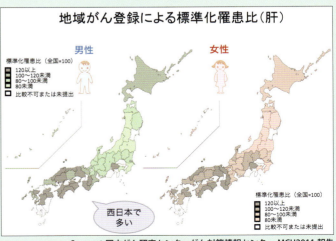

と北海道です。女性では近畿、中央と北海道に多いことが分かります。(図表8)

年齢階級別（5歳階級別）の罹患率では、男性は40代の終わりから50代、60代、70代と年齢を経るに連れて右肩上がりに上がっていきます。(図表9)

女性では女性特有の乳がん、子宮がん、卵巣がんは40代から50代の働き世代がなりやすいので、この世代の女性の方は特に検診を受けることが大切です。

がん罹患数・死亡数が今後どう動いていくかを予測したものです。(図表10)

がん罹患数・死亡数共75歳以上が高いのですが、両者共これからも総数として増え続けていくと予測されます。

このようながん罹患・死亡状況に向けての対策が私たちの責務と思っております。

皆様の中にはこのようながん登録を行って、自分の情報がどこかに漏れたり流用されるのではないかという心配がおありになるかもしれませんが、がん登録は専用回線でセキュリティーをしっかり守るという体制になっておりますのでご安心下さい。

平成28年1月から始まる「全国がん登録」の流れです。(図表11)

全国がん登録は、全ての病院と手を上げた診療所が、その年に新たに診断をしたがん患者の情報を標準記入様式にしたがって都道府県のがん登録室に提出することが義務付けられています。

都道府県のがん登録室は重複登録や欠損データ、誤記入などを訂正して国立がん研究センターの全国がん登録室の県別サーバーに仮登録します。全国がん登録室は都道府県別のデータを統合し、県域を超える重複登録や誤登録を洗い出します。なお、漢字の構造や読み方が少しでも違うと本人確定ができず、生年月日や住所などを参照します。不明や誤記入の可能性については都道府県に問い合わせることが必要となります。がん登録は年間延べ120万件に及びますので、これらの作業は膨大です。このようにして作成された登録データは、厚生労働省統計情報部に集められた死亡診断書を基にした死亡情報データと突合します。がん登録がされていないのに死亡情報データからがんが見つかる場合には、都道府県に情報提供し、登録データの正確性を追求します。

このような作業を繰り返して、国内のがんの罹患率・死亡率の推移やそれらの国際比較が可能となります。

もちろん個人情報の管理には万全を期す必要があり、そのためのシステムも過大なものになります。

以上の作業は匿名化した医療用の個人識別番号（医療マイナンバー）制度があれば一気に解消されますので、ぜひ実現したいと思います。

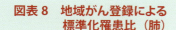

図表8　地域がん登録による標準化罹患比（肺）

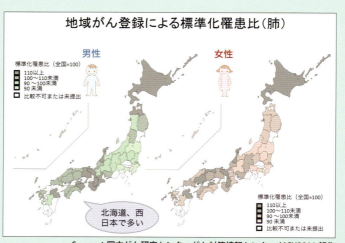

Source：国立がん研究センターがん対策情報センター MCIJ2011 報告

図表 9　年齢階級別罹患率

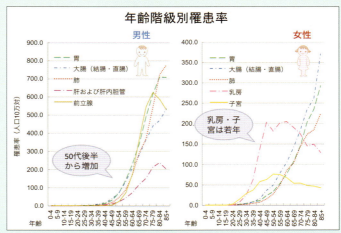

Source：国立がん研究センターがん対策情報センター MCIJ2011 報告

図表 10　がん罹患数・死亡数の予測

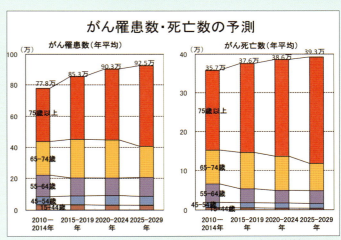

Source：国立がん研究センターがん対策情報センター

図表 11　全国がん登録の特色

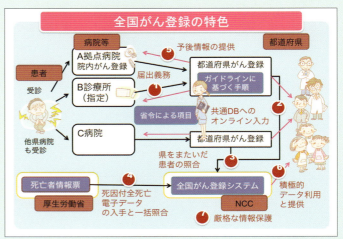

Source：国立がん研究センターがん対策情報センター

2. がんにならない

　日本人のがんの原因の1番は何かと言いますと男性では喫煙です。(図表12) 約30％は喫煙に関係していると言われております。なお自分がタバコを吸ってがんになるのは仕方がないとも言えますが、受動喫煙—間接喫煙は、自分は少しも悪くないのに他人の喫煙のせいでがんになるのですから問題です。受動喫煙でのがんになる確率は男性では0.2％ですが女性では1.2％で、亭主が吸うタバコの煙を奥さんが吸ってがんになる場合があるということです。したがって、今、受動喫煙は防止すべきだというキャンペーンが各地で行われております。東京オリンピックが開催される2020年には日本は喫煙対策において世界に向けて恥ずかしくない国にしなければいけないと思います。

　2番は感染です。ウイルス感染では、特にB型肝炎・C型肝炎ウイルス、ヘルペスウイルス、成人T細胞白血病ウイルスの感染が重要です。細菌感染では、ヘリコバクター・ピロリ菌の感染が原因になって、長い時間をかけてごく一部の方に胃がんや悪性リンパ腫などになるということが知られています。感染ががんの原因に占める比率は男性では23％、女性では17.5％です。

　3番は多量飲酒です。晩酌でお酒1合程度を飲酒するのは構いません。

　次に塩分の取り過ぎです。塩分の取り過ぎや喫煙は、がんだけではなく脳卒中や心臓病にも関係します。

　そして体重のコントロール、果物や野菜の摂取不足、運動不足と続きます。

　これらは日本人の何十万人という住民集団を追跡したデータから解析したものです。

　化学物質に曝露された場合にがんやその他の病気になって、化学物質が残された寿命にどれくらい影響するかということを示した図です。(図表13)

　数年から十数年間タバコを吸っている人は約3千5百日、つまり約10年寿命が縮まります。受動喫煙の影響もあります。それからディーゼルの排気ガスなどのいろいろな環境汚染での化学物質の影響です。印刷工場で胆管がんが多発して業務で扱う有機溶剤が原因と分かり、大きな問題になりました。この件は原因の解明や対策が立てられました。こうした例は、これからも厳重な注意が必要です。しかし、がん全体から見ますと喫煙や感染症が最大の課題です。

　いずれにせよ喫煙が寿命にいかに大きく影響するということが、このことからも分かります。

　感染症や環境要因ではなく、自分で気を付けることができる生活習慣の5つを励行するとどのくらいがんのリスクを予防できるかということを示しています。(図表14)

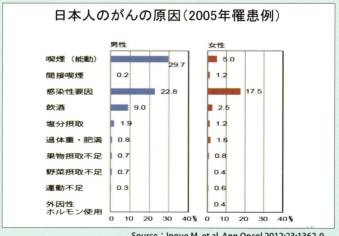

図表12　日本人のがんの原因（2005年罹患例）

Source：Inoue M, et al. Ann Oncol 2012;23:1362-9.

どの項目も励行しなかったか、1つだけしたという人を縦軸の1.0として、2つした人、3つした人、4つした人、5つ全部した人のがんになるリスクを見ますと、5つ全部した人は、男性も女性もがんになるリスクを自分の努力で約40%減らすことができるということです。

なお5つ全部実行しなくてもそれなりにがんになるリスクは下がるということですから努力をして下さい。

がん研究振興財団が「がんを防ぐための新12か条」を発表しております。（図表15）

これを見ますと同じようなことが書いてあります。

付け加えて、定期的にがん検診を受けること。ただし、

図表13　化学物質の曝露と損失余命

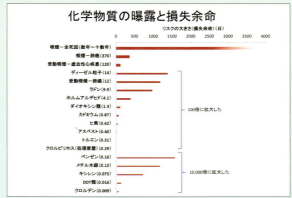

図表14　生活習慣とがんリスク

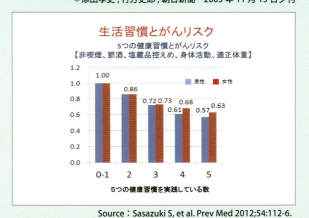

図表15　がんを防ぐための新12か条

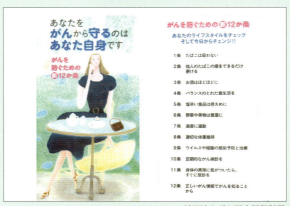

定期的と言うのは1年または2年に1回と言うことで、より頻回に受けますとかえって放射線被爆のリスクが問題となります。

そして、身体の異常に気が付いたらすぐ受診しましょう。

最後に、正しい情報に触れることが大切です。がんに関する情報については国立がん研究センターのがん情報サービス（ganjoho.jp）に分かりやすく広報しておりますので参照して下さい。

3. がんに負けない

5年生存率とは、がんの診断もしくは治療をして再発や増悪がなく5年間生存している人が、がんを発症した全ての人に対してどれ位いるかということです。

日本人の5年生存率は現在の地域がん登録のデータではがん全体では60％くらいです。がん専門病院ですと65％を超えています。全体としては、がんは治療した人の半分強の人は再発なく5年間生存することが可能という時代を迎えております。

がんになったらすぐに死に直結する病から、長く付き合う病に変わりつつあります。

これからは早期発見により治癒に向けた治療を受けて、早く社会復帰を目指すことが大切です。

それでは治癒するという観点から見た時にどのような治療があるかを見てみましょう。

大きく分けて3つの治療法があります。(図表16)

手術でがんを取り除く外科治療、放射線治療、抗がん剤などを使った薬物治療の3つです。

これらの治療法の使い分けは、がんの広がり具合とがんの性質によります。がんが限局していて取り除くことができれば外科治療が一番確実です。放射線治療もどちらかと言いますと限定した所を治療するので、局所療法の一環として対応するということになります。

それでは外科治療と放射線治療はどう使い分けるかと言いますと、基本的にはしっかりと取れるものは外科治療をします。しかし手術で取り切れるかはっきりしないとか、手術では取りにくいがん、例えば喉の奥などのがんは放射線治療が通常行われます。

一方、がんが周囲に広がっている時や転移している時には薬物治療が必要となります。

実際にがんが治るといえる人は、それぞれの単独の治療法では外科治療が37％、放射線治療が10％、薬物治療が5％と言われています。

薬物治療が5％と少ないのは、薬物治療は一般に固形がんでは浸潤や転移があって外科治療や放射線治療ができない場合に行われるからです。これらを全部足すと52％、つまり約半分になります。(図表17)

後の半分はいろいろ手を尽くしても最終的には治らないということです。しかし、治らないからと言ってすぐ死亡するということではありません。がんを抱えながらもさまざまな手立てで長く生きられる方も少なくありません。

最近は治療の初期からこれらの治療法を組み合わせて行って効果をより高めるという集学的治療が時流になってきております。また、最近では免疫療法が第4の治療法として発達してきております。

がん患者さんがどのような治療を望まれるかを聞いてみますと、まず第一に確実に効く。次にからだに負担が少ない。安全であること、すなわち後遺症が残ったり、二次的にがんになったりしない。そして治療費が安いと言ったことがおもなところです。(図表18)

私は血液内科を専門とする内科医ですので抗がん剤などを使った薬物治療のことを少し解説したいと思います。

抗がん剤だけで治るがんは白血病、悪性リンパ腫などの血液のがんです。それから精巣がんも抗がん剤単独で結構良く効きます。しかし、それ以外の多くの固形がんは抗がん剤単独で治るところまでなかなかいきません。

図表 16　がんの治療法

がんの治療法

- 外科治療
- 放射線治療　　　3大治療法
- 薬物治療
    - 上記の組み合わせによる集学的治療

その他の治療法
- 造血幹細胞移植
- 免疫療法（研究段階）
- 遺伝子治療（研究段階）

図表 17　治癒から見たがん治療

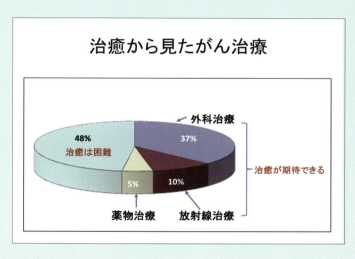

治癒から見たがん治療

- 外科治療 37%
- 放射線治療 10%
- 薬物治療 5%
- 治癒は困難 48%
- 治癒が期待できる

図表 18　望ましいがん治療

望ましいがん治療

- 確実に効く
- からだに負担が少ない
- 安全である
- 治療費が安い

この図（図表19）は、薬の投与量と毒性の関係を示したものです。左に示す鎮痛薬や胃腸薬のような一般薬は効果が出るカーブと毒性（副作用）が出るカーブは離れています。したがって、効果が最大に出るところでも毒性（副作用）はそれほど出ません。

一方、抗がん剤は効果が出るカーブと毒性（副作用）が出るカーブは接近しています。したがって、効果が出る投与量で副作用が出やすいのです。

抗がん剤は、絨毯（じゅうたん）爆撃のようにがん細胞のみでなく周囲の正常細胞も一緒に傷害します。投与後1～2週間は白血球数や血小板数が極度に減少し、感染症や出血の危険が高まります。こうした副作用に的確に対応しながら、がん細胞が抑えられた状態で正常細胞が回復するのを待つわけですので、抗がん剤の使い勝手が難しいのです。なお絨毯爆撃とは、絨毯が床を覆うように、爆弾が一面を覆うほどの激しい爆撃のことです。したがって、強力な抗がん剤治療は抗がん剤の使い方に習熟した専門医が行うことが安全であると思います。

最近、分子標的薬が増えてきました。

分子標的薬というのは、がん細胞の表面にある目印となるたんぱく質や酵素を標的として特定のがん細胞にピンポイント攻撃をするように作られた薬です。（図表20）

特定のがん細胞を攻撃するということですが、正常細胞に全く作用しないわけではなく、皮疹、しびれ、視力低下のような副作用が出ることがあります。

図表19　抗がん剤

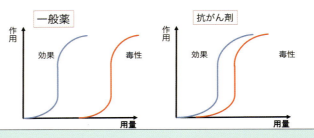

図表20　抗がん剤と分子標的薬

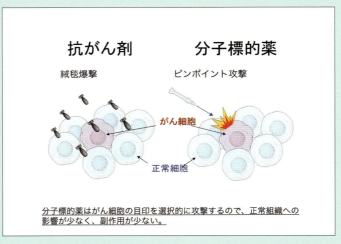

なお、分子標的薬だけで治癒というまでに至っておりません。現在、分子標的薬を抗がん剤と併用するという方法が主流です。

分子標的薬には、合成された化学物質である小分子化合物として、例えば慢性骨髄性白血病に非常に効果があるグリベックなどがあります。**（図表 21）**

モノクローナル抗体[*1]は、がん細胞表面の抗原に反応します。モノクローナル抗体単独で抗がん作用を発揮するもの以外に、それ自体は必ずしも抗がん作用を持たないモノクローナル抗体に、放射性同位元素（ラジオアイソトープ）[*2]を標識したり抗がん剤を結合させて抗がん作用を持たせる薬もあり、こうした薬を投与する療法をミサイル療法と言います。

なお、ここにお示しした分子標的薬は比較的初期に開発され、臨床現場でよく使用されているものに限りました。

＊ 1 特定の抗原だけと結合する抗体

＊ 2 放射能を持ち、同一原子番号で中子数が異なる原子

最近、こうしたさまざまな治療の進歩により、がん全体の 5 年生存率は 60%を超えるようになりました。**（図表 22）**また、検診が進み、内視鏡などのいろいろな検査がポピュラーになりましたので、がんの早期発見が昔よりもできるようになりました。早期発見されたがんは、当然ながら治癒しやすいので生存率が高くなります。したがって、生存率の向上はそのことを差し引いて考える必要があります。

図表 21　おもな分子標的薬

おもな分子標的薬

小分子化合物	
– グリベック	慢性骨髄性白血病 (BCR/ABL) 胃間質細胞腫瘍（GIST)(c-kit)
– イレッサ	肺腺がん (EGFR)
– ベルケイド	多発性骨髄腫
– アフィニトール	腎細胞がん、膵神経内分泌腫瘍
モノクローナル抗体	
– リツキサン	B細胞リンパ腫(CD20抗原）
– ハーセプチン	乳がん（HER2陽性）
– アバスチン	大腸がん、乳がん(VEGF)
放射性同位元素標識や抗がん剤結合モノクローナル抗体	
– ゼヴァリン	B細胞リンパ腫(CD20抗原）
– マイロターグ	急性前骨髄急性白血病

図表 22　がんの 5 年相対生存率（全がん）の推移

Source：地域がん登録に基づき国立がん研究センターがん対策情報センターが集計

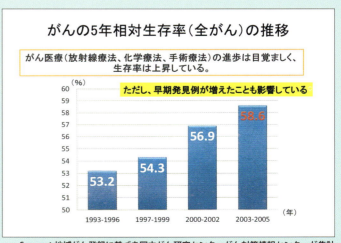

全国がんセンター協議会のがん専門施設31施設の5年生存率のデータを解析したものです。**(図表23)**

赤色の線で囲われた全がんの5年生存率は65％程度でありますが、内訳をよく見ますと成績が病期によって大きく違います。Ⅰ期は局所のみ、Ⅱ期は近接した範囲内で転移していない、Ⅲ期は横隔膜を超えて広がっている、Ⅳ期は他の臓器に転移しているという状態ですが、生存率は病期で全く違います。

また食道、胃、結腸など、がんの種類によっても違います。肝臓ではⅣ期になりますと5年生存率は10％ありませんが、乳房ではⅣ期でもかなり高いのです。

これから求められるがん医療は○○がんと名が付けば誰にでも同じ治療を行うという時代ではありません。**(図表24)**

例えば小児のがん、思春期から若年成人のがん、働き盛りのがん、高齢者のがんと、年齢によって罹りやすいがんの種類も違いますし、副作用の出方も異なります。若い人のがんほど早く進行しますが、お年寄りのがんはゆっくり進行するものがあり、その中で本来の寿命を全うするようながんを天寿がんと言っております。

したがって、がん患者さん1人一人のがんの特性をしっかりとつかんで、その方に一番合った治療を選択するということが今後非常に大切になってまいります。

図表23　病期別の5年生存率

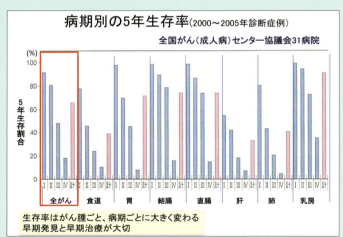

図表24　ライフステージやがんの特性を考慮したがん対策

4. がんと生きる

もし自分ががんになったら。

まずは治るものなら治りたいですね。この気持は誰でも同じです。(図表25)

しかし先ほど申し上げましたように、半分の人は治りますが半分の人は治りません。しかし治らないにしてもなるべく長生きしたい、普通の生活がしたいと思うことでしょう。

そして本当のことを知りたいのです。

昔は「あなたはがんですよ」と言うことは禁句でした。

一方、治療法もろくにないのに「あなたはがんですよ。予後は悪いですよ」と言うのは残酷ではないかと。

しかし、今は、いろいろな治療法があります。しっかりとがんと向き合って、がんであることを受け止めて治療を受けるほうががんの治療の成績が良くなるということも報告されています。

したがって、今は、なるべくご本人がそれなりの理解力やご希望があればがんの告知をするのが普通になっております。

残された時間、大事な治療の選択を自分が関わらずに第三者が決めるということはおかしな話です。ご本人がきちんと残された時間の使い方、治療の選択について考える時間をつくってあげるべきだと思います。

いろいろな治療をしたけれど効果のある治療法もなくなってしまった。手の内はもう使ってしまった。だから「あなたはもう診ることはできません」という話ではなく、「最後まで見放さないでほしい。相談に乗ってほしい。一緒になって理解してほしい」ということが切実な気持ちです。

今や「国民の半分の人はがんになる」と言っても、皆さんはきっと自分のことと思っていないはずです。だから多くの人は実際にがんと告知されたときにはうろたえます。今まで何も悪いことをせず、皆に尽くし、神様・仏様に祈ってきたのに、何故自分ががんになったのかと怒りや落ち込むのが普通です。こうした状態にある患者に「落ち込んではいけません」と言って励ましたところで何の役にも立ちません。むしろそっとしておいてあげるか、話を聞いてあげることのほうが大切です。誰かに受け入れられていると思うだけでかなりストレスは減ります。したがって自分が落ち込んでいる時に「これでは駄目だ、頑張らねば」と思い込まずに、まずはそれを受け入れるということが大切です。

「一人で抱え込まないこと」が一番のキーワードであると思います。

がんの告知を受けた多くの人は2週間、3週間経ちますと、だんだん状況を受容してきます。ところがなか

図表25　もし、がんになったら

もし、がんになったら

- ☐ 治癒したい
- ☐ 治らなくてもなるべく長く生きたい
- ☐ 普通の生活がしたい
- ☐ 本当のことを知りたい
- ☐ 見放さないでほしい

には落ち込みから立ち上がれなくなる人もたまにはいます。そのようなときは専門家に相談することによって、また状況を受容されるようになると思います。（図表 26）

最近は緩和ケアという言葉が一般化してきましたが、少し前までは緩和ケアと言うと終末期のケア―ホスピスケア―を緩和ケアと思っている人が多かったです。しかし、ホスピスケア―と緩和ケアは違います。緩和ケアは、がんと診断された時からの全ての苦痛、例えばがんになって落ち込む精神的な苦痛、これから仕事を休まなければいけなくなるなど経済的・社会的な苦痛、霊的な苦痛などに対する全人的なケアをすることです。（図表 27）

このようなことをきちんとケアするシステムをつくるために、今、国のがん対策推進協議会では緩和ケアの体制や研修を進めております。

一家の大黒柱である働き盛りの人ががんになりますと家族全員が関わります。

そのようなことを考えますと、がんになった人の就労

図表 26　がんと言われたときの心の変化

Source：患者必携「がんになったら手にとるガイド」

図表 27　がんと診断された時からの緩和ケア

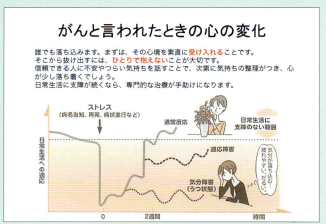

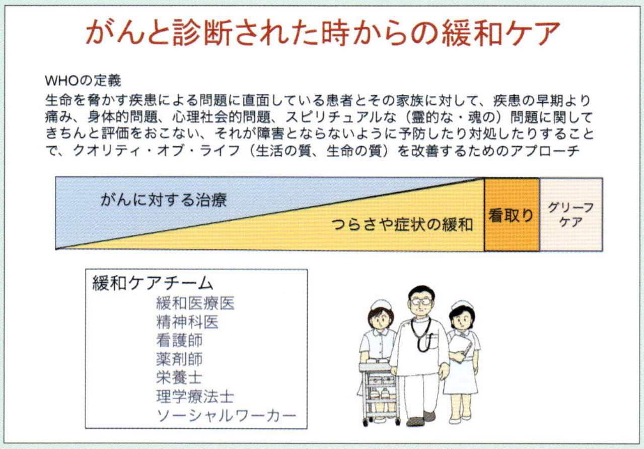

問題も大きなテーマです。

ところが、就労していた人ががんになった時に、どこに、どのようなサポートがあるのか知らないことが多いのです。(図表28)

皆さんで今使える制度や仕組みをできるだけ共有して調べてその情報を共有し、十分に利用して下さい。

また、すぐに仕事を早合点して辞めるということはしないようにして下さい。良くなった時に再就職することはとても難しいので、今の職場をできるだけ守っていただきたいと思います。

企業も「従業員ががんになったから戦力外」と言ってはおられません。

重要な労働力、人材として処遇していくことがこれからの企業の在り方です。

がん診療連携拠点病院、あるいはそれに準じたところではがん相談支援センターを備えております。(図表29)

そこでは医療情報の提供、セカンドオピニオンの紹介、療養上の相談、かかりつけ医との情報収集・紹介など

図表28　治療経過に伴って生じる就労問題

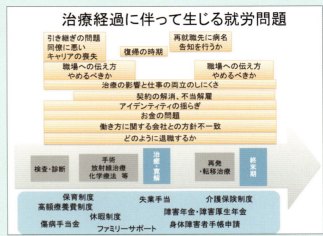

Source：国立がん研究センター相談支援センター

図表29　がん相談支援センター

がん相談支援センター

- がん診療連携拠点病院内外の患者、家族および地域の医療機関からの相談に対応する
  - 医療情報の提供
  - セカンドオピニオンの紹介
  - 療養上の相談
  - かかりつけ医との情報収集・紹介
  - その他

をしてくれます。このようなところを上手に使っていただきたいと思います。

　治療や療養の選択に主治医以外の第三者の医師の意見を聞くということをセカンドオピニオンと言います。**（図表30）**

　治療に入る前にその治療を受けたほうが良いのか迷うという場合に第三者の意見も聞いて参考にしたいということです。なお、「受けた治療の結果が納得できないので相談したい」というのは、本来のセカンドオピニオンではありません。

　セカンドオピニオンを有効に使っていただきたいと思います。

　がんとの付き合い方です。**（図表31）**

- がん検診をしっかり受けてがんを早期に発見して治療して下さい。

　特に働き盛りの方は検診に努めて早期治療で職場復帰をして下さい。

- 正しい情報を得て下さい。
- 家族や同僚・友人と相談して一人で抱え込まないようにして下さい。

　逆に家族や同僚・友人の支えが大切です。支えというのは頑張れと言うことではなくて、寄り添うことです。

- 日常から家族、同僚・友人といろいろ意見交換をしたりして、自分の死生観を深めて下さい。

　昔は死のことに触れるのはタブーでした。しかし今はそうではありません。

　自分の最期をどのようにきちんとしたかたちで迎えられるのか。そのためには、今、何をしておいたら良いのかということを日ごろから深めることが大切だと思います。

　ご静聴ありがとうございました。

司会　ありがとうございました。

図表30　セカンドオピニオン

図表31　がんとの付き合い方

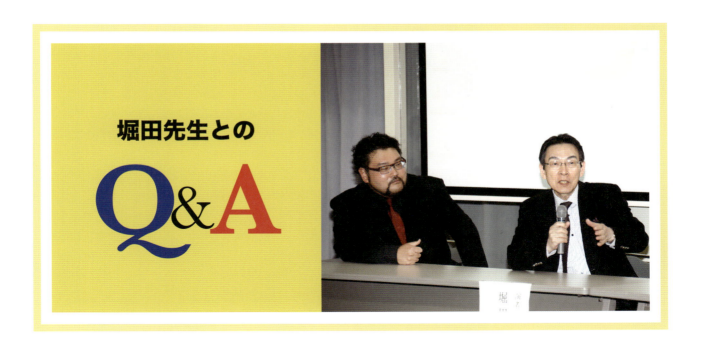

堀田先生とのQ&A

Q 宮城県は国際基準に該当する県が3カ所の時は国際基準の県であったのに、増えた時にはなっていませんが。

A 宮城県は地域がん登録の発祥の地で今日でも先進県です。しかし残念ながら2011（平成23）年に東日本大震災が起きて事務的に登録の期限に間に合いませんでしたので統計から除かれました。その後は期限内に登録されています。

Q 欧米ではがん登録データをどのように活用していますか。

A 活用については海外においても同様で、既に歴史のある国では対策の効果が検証されています。今後は、このようながん登録データを診療レセプトや検診データと統合することにより、詳細な医療実態や医療ニーズの把握に役立つことが期待されています。

Q 最近、がんの検査で「血液一滴からがんが分かる」ということですが、その機序は。

A 本日は一般の方に分かりやすくお話をさせていただくということで、細かい研究レベルの話は省いたことをお断りいたします。

「血液一滴からどのようなことでがんが分かるか」ということですが、今までのがんのマーカーとしてよく知られているPSA、CA19－9、AFPなどは、皆、がん細胞が壊れて一部が溶け出して血液に流れてくるものを捕まえているので、がんがある程度大きくならないと引っ掛かってきません。

一方、がんは初期から遺伝子の断片であるマイクロRNAを血中に分泌して、自分が血管を通りやすくしたり、転移先の場を住みやすいように整備しております。マイクロRNAはヒトの場合約2千500種類あり、がんの種類によって正常とは構成バランスが違いますので、その違いを解析するのに血液一滴あれば可能になるということです。

がんに関連する遺伝子変異をスクリーニングするのにはゲノム（遺伝子情報の全て―遺伝子情報を担うDNAに含まれる塩基対の全配列）解析があります。ゲノム解析に昔は一人分で何週間もかかったのですが、今は2時間でできます。したがって、胃がん、肺がん、大腸が

んなどのゲノム解析が容易にできると期待されております。

国立がん研究センターでは、今、そのことに取り組んでおり、5年以内に実用化しようと計画しております。

Q いろいろな製薬メーカーから新しいがんの薬が出ていますが、それらの評価は。

A 新しいがんの薬として、先にお話いたしましたように分子標的薬が登場しております。
慢性骨髄性白血病に対するグリベックという薬はゲノム解析からデザインされた分子標的薬ですが、単独での効果が非常に高く、この病気に対する治療概念を一変させました。今日でも分子標的薬の成功ストーリーとして語られます。

肺がんでは、肺がんのなかにもがんの発生や増殖に重要な役割を果たす遺伝子変異のタイプがいろいろあって、あるタイプの遺伝子変異に合った抗がん剤、例えばイレッサを使うと"ある"遺伝子変異のタイプの肺がんによく効く場合があります。しかし、まだ全部のゲノムのタイプを把握するには至っておりません。

肺がんを病理診断しますと小細胞性と非小細胞性に分類されますが、ゲノム解析が進めば遺伝子変異のタイプの違いによってより細かく分類されることになります。その場合、肺がんのある種の遺伝子変異のタイプは他の臓器のがんでも持っている場合がありますので、肺がんに効く分子標的薬が他の臓器のがんにも効くことになります。すなわち臓器の単位ではなくて、横に並べた小魚を串で刺し連ねる横串のように遺伝子変異のタイプの違いによって、がんの治療法に変わっていくだろうと思います。このことは、これから先10年くらいで達成されると思います。

乳がんでよく使うハーセプチンという分子標的薬は乳がんの細胞の表面にあるHER2というタンパク質を目印として乳がんをやっつけます。HER2は特定のゲノムのタイプを持っているので、ゲノム解析をすればHER2を見つけることができます。

なお、免疫療法薬も発達してきております。

このように、今は、がん医療、特に薬物療法の軸が大きく変わっている境目の時期にあると思います。

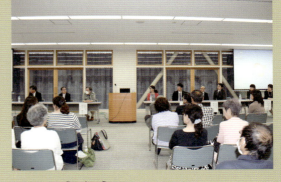

がんに ならない、
がんに 負けない、
がんと 生きる。

特別企画

常滑市民病院の がんへの取り組み

院長（外科医）	中山　隆
副院長（内科医）	鳥山　高伸
診療局長（内科医）	高木　規夫
看護局長（看護師）	久米　淳子
内科医	山田　啓策
外科医	井上　昌也
がん化学療法認定看護師	原田　拓也
がん性疼痛看護認定看護師	尾之内　赤実
地域連携室看護師	渡邊　和子

司会 本日は、常滑市民病院から院長の中山先生を始め多数のスタッフがお見えになり、「常滑市民病院ではいかにがんと取り組んでいるのか、そしてこれから取り組んでいくのか」についての話題提供をしていただけることになりました。よろしくお願いいたします。

中山 この度、常滑の地域医療を支える立派な新常滑市民病院をつくっていただきました。

このような時に「常滑市民病院ではいかにがんと取り組んでいるのか、そしてこれから取り組んでいくのか」ということを発表する機会を与えて下さいました瀧田先生、そしてご了解いただき、講演に引き続いてこの企画に参加いただきました堀田先生に御礼を申し上げます。

本日、がんの医療に関わるスタッフを連れてまいりましたので、各スタッフに話題提供をしてもらいます。

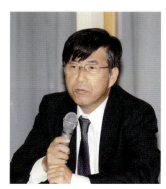

院長（外科）　中山　隆

新しい大腸検査について

消化器内科　山田　啓策

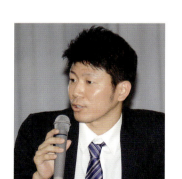

消化器内科　山田　啓策

山田です。

知多半島で最初に導入された新しい大腸検査の大腸カプセル内視鏡検査を中心に大腸検査についてお話いたします。

主な部位別がん死亡率の推移を表したものです。**（図表1）**

大腸がんの死亡率は男性3位、女性1位です。胃がん、大腸がん、肺がん検診受診率の推移を示していますが、全て少ないです。大腸がんは4人に1人しか検診されていないのが現状です。

世界における大腸がん検診の状況で、大腸内視鏡検査を受けていない割合では日本は90％が受けていないのが現状です。**（図表2）**

当院で行っている大腸の検査法は注腸検査、大腸内視鏡検査、そして新たに導入された大腸カプセル内視鏡検査の三つです。**（図表3）**

注腸検査は肛門からバリウムを入れてレントゲンで撮影をする検査です。メリットは痛みや合併症がないことです。デメリットはお尻を出すことが恥ずかしいことやポリープを切除したり、その組織の検査をすることができません。また大腸が重なるS状結腸での見落としが多いことや、大腸に大便が溜まっていると大便かポリープか分からないことがあります。

大腸内視鏡検査は肛門から内視鏡を入れて腸の中を見る検査です。メリットは放射線の被爆がないこと、ポリープを切除したり、その組織の検査をすることができます。**（図表4）**

特別企画　常滑市民病院のがんへの取り組み

図表1　主な部位別がん死亡率の推移

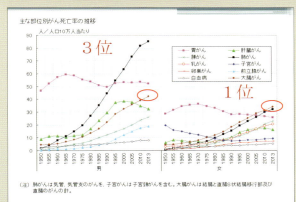

Source：厚生労働省「人口動態統計」

図表2　がん検診受診率の推移

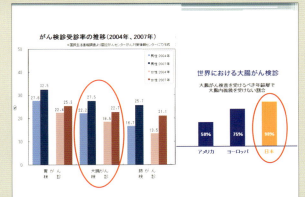

Source：国民生活基礎調査より国立がん研究センターがん対策情報センター作成

図表3　大腸の検査法

大腸の検査法

① 注腸検査
② 大腸内視鏡検査
③ 大腸カプセル内視鏡検査

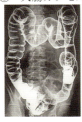 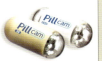

図表4　大腸カメラと注腸検査の比較

	注腸検査	大腸内視鏡検査
概要	肛門からバリウムを挿入 レントゲンで腸管を撮影	肛門から内視鏡を挿入 腸管を見る
メリット	痛みがない 重篤な合併症がない	ポリープなどの切除やその組織検査をすることができる
デメリット	お尻を出す恥ずかしさがある ポリープなどがあっても切除や組織検査をすることができない S状結腸などで見落としが多く、大便との区別が付かないこともある	痛み、お尻を出す恥ずかしさがある 重篤な合併症を伴うことがある

図表5　大腸検査を受けない理由

大腸検査を受けない理由

①肛門からの内視鏡で検査が恥ずかしいから

②痛くてつらそうだから

③自覚症状がないから

図表6　各大腸検査の比較

	注腸検査	大腸内視鏡検査	大腸カプセル内視鏡検査
概要	肛門からバリウム挿入 レントゲンで腸管撮影	肛門から内視鏡挿入 腸管を見る	カプセル内視鏡服用 内蔵されたカメラで腸管撮影 記録装置で写真を記録 記録された写真を解析
メリット	痛みがない 重篤な合併症がない	ポリープなどの切除やそれらの組織検査をすることができる	痛み、お尻を出す恥ずかしさがない 重篤な合併症がない
デメリット	お尻を出す恥ずかしさがある ポリープがあっても切除や組織検査をすることができない S状結腸などで見落としが多く、大便との区別が付かないこともある	痛み、お尻を出す恥ずかしさがある 重篤な合併症を伴うことがある	ポリープがあっても切除や組織検査をすることができない

デメリットは痛み、お尻を出す恥ずかしさがあること、そして稀に内視鏡で腸粘膜に傷が付いてしまうことです。
　ある病院で患者さんに大腸検査を受けない理由を尋ねましたら、
　1番はお尻を出すことが恥ずかしいから
　2番は痛くて辛そうだから
　3番は自覚症状がないから
ということでした。**（図表5）（図表6）**

　新たに導入された大腸カプセル内視鏡検査のお話をいたします。飲み込まれたカプセル型内視鏡は消化管を通過しながら、カプセル内視鏡に内蔵されたカメラが腸管の内部を撮影して、やはりカプセル内視鏡に内蔵された無線装置からセンサアレイを介して記録装置に転送されて記録された写真を解析する検査です。

　大腸カプセル内視鏡検査のメリットは放射線の被爆がないこと、痛みや恥ずかしさがないことです。デメリットはポリープがあってもそれを切除したり、その組織の検査をすることができないことです。

　大腸カプセル内視鏡は両端2個の小型カメラ、LED光源、無線装置、バッテリーが内蔵されている横10mm、縦30 mmのカプセルです。

　センサアレイは大腸カプセル内視鏡からの送信データを受信して記録装置に転送するいわばアンテナで、8つあります。センサアレイは記録装置と一体化しています。**（図表7）**

　前日の朝・昼・夕に検査食である低残渣食を食べてもらい、そして夕に下剤を服用してもらいます。検査当日の朝食は絶食です。そして腸管洗浄液と、高浸透圧の腸管洗浄液を飲んで意識障害や痙れんなどの症状が出ることを防ぐために水を飲んで来院してもらいます。来院後にセンサアレイを駆幹に貼り、水と一緒にカプセル内視鏡を飲んでもらいます。そしてセンサアレイと一体化された記録装置を肩からぶら下げてもらいます。

　カプセル内視鏡は蠕動運動によって消化管内を通過します。カプセル内視鏡に内蔵されたカメラは自動的に消化管内の写真を1秒間で約30枚撮ります。それらの写真はカプセルに内蔵された無線装置からセンサアレイを介して記録装置に転送されます。検査中の1時間と3時間経った時に記録装置でカプセルの流れを観察します。3時間経った時にカプセルの流れに問題がなければ帰宅することもできます。**（図表8）** カプセルは通常3時間から5時間で肛門から排出されますが、それより長く留まっている場合もあります。肛門から排出されたカプセルは回収し、再使用はしません。なおカプセルが肛門から排出された際の自覚症状はありませんので、排出されたカプセルが回収できない場合がありますが問題はありません。センサアレイをはがし、記録装置を外します。

　カプセル内視鏡に内蔵されたカメラから記録装置に転送されて記録され

た写真を解析します。

　記録装置に転送されて記録された写真の1枚です。**（図表9）**

　新常滑市民病院の内視鏡をするスペースの待合ブロックの写真です。

　内視鏡検査後気分が悪くなったり、麻酔による意識レベルが低下した方はリクライニングベッドで少し休んでから帰っていただきます。**（図表10）**

　がんは日本人の死因の第1位です。しかし早く発見すれば必ず治る病気です。私たち医師の役目は病気を治すことはもちろんですが、病気を早期に発見することも大切な役目です

　皆さん、大腸検査を受けてください。

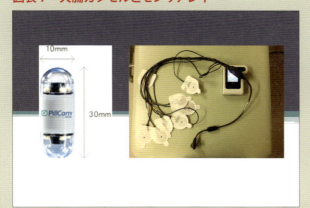

図表7　大腸カプセルとセンサアレイ

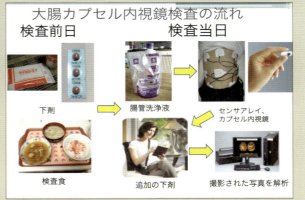

図表8　大腸カプセル内視鏡検査の流れ

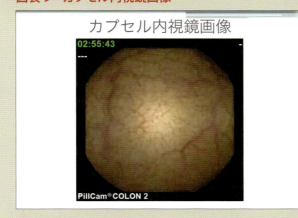

図表9　カプセル内視鏡画像

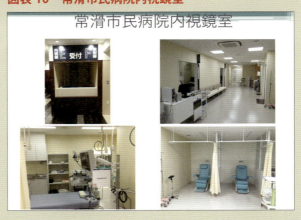

図表10　常滑市民病院内視鏡室

今はカプセル内視鏡検査があります。

今まで大腸検査を受けなかった方が大腸カプセル内視鏡検査があることによって大腸検査を受けることが増えることを期待しております。

病院でお待ちしております。

消化器がんの外科治療について

外科　井上　昌也

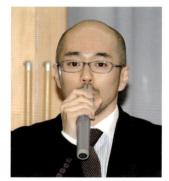

外科　井上　昌也

井上です。

消化器がんの外科治療、特に胃がんの腹腔鏡手術についてお話いたします。がんの治療はガイドラインに基づいておおむね治療しているのが現状です。

患者さん用、医師用のガイドラインがあります。**（図表 11）**

早期胃がんと進行胃がんで何が違うのかと言いますと、胃の壁を見ると比較的浅くにがんがあるのが早期胃がんです。一方、深く、もう外に出そうなくらい大きくなっているのが進行胃がんです。**（図表 12）**

広がり方と転移についてまとめたものです。

広がり方は、Ｔ１：粘膜にとどまっている　Ｔ２：胃の表面には出ていない　Ｔ３：胃の表面に出てきている　Ｔ４：他の内臓や組織に浸潤している。転移は、血行性─肝、リンパ行性─リンパ節、播種性─腹膜**（図表 13）**

広がり方と転移の状況で、進行度分類（Stage）の Stage Ⅰ～Ⅳが決まります。**（図表 14）**

患者さんの状態や年齢などで左右はされますが、進行度に基づいて、基本的にはガイドラインで決まっている手術をしています。**（図表 15）**

腹腔鏡手術の適応ですが、**図表 15** の赤色のところはガイドラインで基本的に腹腔鏡手術を行ってもよい、灰色のところは慣れた術者がいる場合は行ってもよいということです。

私は腹腔鏡手術の技術認定医、つまり基本的に慣れている医師ですので灰色のところまで行うことができます。

早期胃がんの内視鏡の所見ですが、**（図表 16）** どこに悪いところがあるのかということは慣れないと分かりません。この段階で見つけることが非常に大事ですが、症状がないので検査をしないと分かりません。

特別企画　常滑市民病院のがんへの取り組み

図表11　患者、医師用の胃がん治療ガイドライン

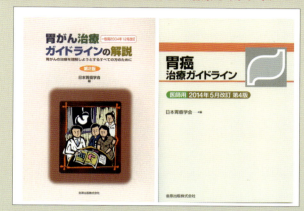

図表12　早期胃がんと進行胃がん

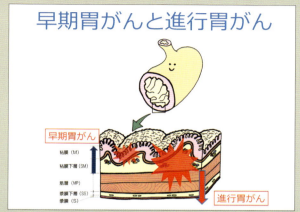

Source：日本胃癌学会編『胃がん治療ガイドラインの解説』一般用 2004年12月改訂第2版（金原出版）p 7

図表13　胃がんの広がり方と転移

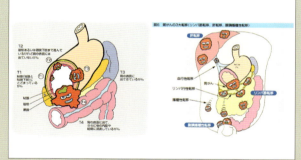

Source：日本胃癌学会編『胃がん治療ガイドラインの解説』一般用 2004年12月改訂第2版（金原出版）p 8,9

図表14　がんの進行度分類（stage）

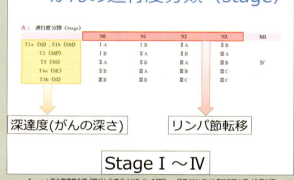

Source：日本胃癌学会編『胃がん治療ガイドラインの解説』一般用 2004年12月改訂第2版（金原出版）p 11

図表15　進行度別治療法

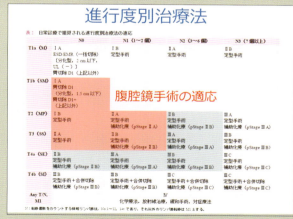

Source：日本胃癌学会編『胃癌治療ガイドライン』医師用 2014年5月改訂第4版（金原出版）p 7

図表16　早期胃がん

早期胃がん

進行胃がんの内視鏡の所見ですが、4型以外はすぐ分かります。(図表17)

胃がんの治療は、以前は開腹手術、抗がん剤であったのですが、今は内視鏡治療、さらに腹腔鏡手術が加わり、画期的に変わりました。(図表18)

腹腔鏡手術はおなかを炭酸ガスで膨らませて小型カメラを挿入してＴＶ画面下で手術します。(図表19)

利点は患者さんにやさしい、すなわち小さな傷ですむ：整容性⇒若年者によい。術後の痛みが少ない。術後の癒着などが少ない。術後の回復が早い⇒高齢者に良いということです。

欠点は手術手技が煩雑なことです。したがって時間が少しかかります。だいたい開腹手術の所要時間＋1時間かかります。そして医療者は煩雑な手術手技に慣れるまではストレスになりますが、病院内で決まりごとをつくることでストレスを軽減できると思います。(図表20)

どのような人が腹腔鏡手術を受けられるのかと言いますと、手術の既往がない人です。ただし、帝王切開などの産婦人科手術ではほぼ行えます。高度の肥満ではない人です。内臓脂肪が多いと解剖学的構造が判りにくいため適しません。手術時間が開腹手術に比べて長く、したがって、麻酔時間も長いので、心肺機能に大きな異常がない人です。なお、傷が小さくて術後の回復が早いので高齢者には適していると思います。(図表21)

使用する手術器具の写真です。(図表22)

腹腔鏡手術時の写真です。(図表23-24)

腹腔鏡手術について、特に胃がんを中心にご紹介させていただきました。

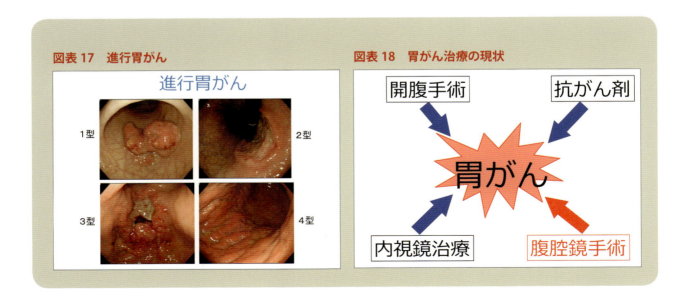

図表17　進行胃がん

図表18　胃がん治療の現状

図表19　腹腔鏡を使った手術

腹腔鏡を使った手術

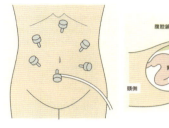

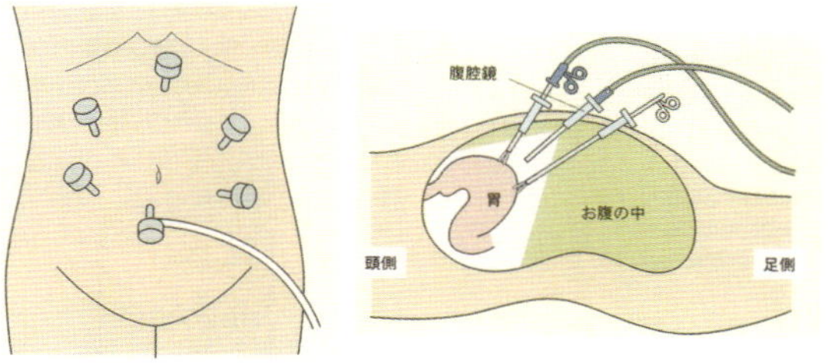

- 炭酸ガスで気腹
- 小型TVカメラを挿入しTV画面下で手術

Source：日本胃癌学会編『胃がん治療ガイドラインの解説』一般用 2004年12月改訂第2版（金原出版）p52

図表20　腹腔鏡を使った手術2

腹腔鏡を使った手術

- 利点：患者さん　やさしい
  - 小さな傷ですむ：整容性　➡　若年者によい？
  - 術後の痛みが少ない
  - 術後の癒着などが少ない ┐
  - 術後の回復が早い　　　　┘ 高齢者によい？

- 欠点：医療者にはストレス・・・
  - 時間が少しかかる　┐ 定型化することで
  - 手術手技が煩雑　　┘ ストレスを軽減

図表21　腹腔鏡手術の適応

腹腔鏡手術の適応

- 腹部の手術の既往がない
  帝王切開などの産婦人科手術は略適応

- 高度の肥満ではない

- 心肺機能に大きな異常がない

- 高齢者

図表22　手術器具

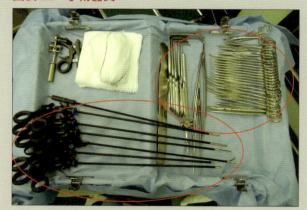

図表23　腹腔鏡手術

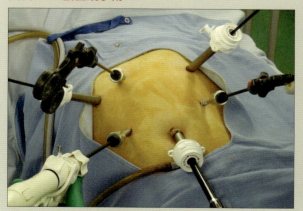

図表24　腹腔鏡手術2

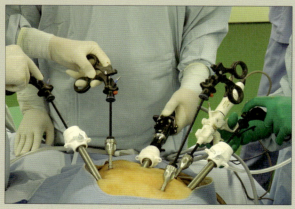

抗がん剤治療について

がん化学療法認定看護師　原田 拓也

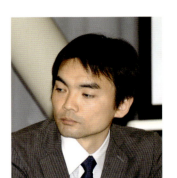

がん化学療法認定看護師　原田 拓也

原田です。

がんの薬物治療についてお話いたします。

2011（平成23）年に新たにがんと診断された方は約85万人、2013（平成25）年にがんで亡くなられた方は約36万人です。

2011年にどのがんにかかったか、どのがんで亡くなったかの順位の1位は男性では胃がん、女性では乳がんです。

2013年にどのがんで多く亡くなったかの順位の1位は男性では肺がん、女性では大腸がんです。

がんの治療は外科治療、放射線治療、薬物治療です。薬物治療はさらに抗がん剤、分子標的薬、ホルモン剤を使った治療があります。

抗がん剤治療は飲み薬や注射で治療します。薬によっては副作用が出ることがあります。(図表25)

副作用には吐き気、脱毛、便秘・下痢、皮膚症状、抵抗力が下がったり、貧血、血が止まりにくい、体がかゆくなったり、咳やくしゃみが出たり、血圧低下・呼吸困難のショックといったアレルギー反応、心臓・腎臓などへの影響などがあります。(図表26)

抗がん剤治療をしたら、今お話した副作用が誰にでも全部出現するのかということが心配になると思います。抗がん剤治療が必要と言われても、吐き気が出たり、髪の毛が抜けるからいやだと思う方が多くおられます。しかし「抗がん剤治療 ＝ 吐く・脱毛」ではありません。薬によって副作用は全く違いますので、抗がん剤の正しい情報を得ることが大切です。(図表27)

吐き気止めなしでも大丈夫な抗がん剤もあります。逆に吐き気が強い抗がん剤もありますが、吐き気止めを使用することで90％以上の方は吐くことはありません。脱毛しない抗がん剤もあり、抗がん剤の特徴を知ることが一番大切になります。(図表28)

私は患者さんが納得して抗がん剤治療を受けてもらえるように、患者さん自身が自分で対応できるようにお手伝いをさせていただいております。

質問や不安がありましたら当院へ連絡していただければ対応させていただきます。

図表 25　抗がん剤治療

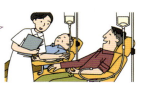

図表 26　抗がん剤の副作用

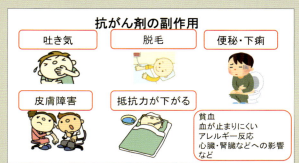

図表 27　抗がん剤治療の誤解

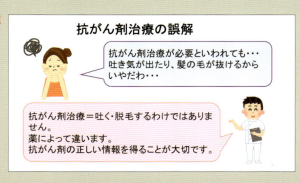

図表 28　抗がん剤治療のこと

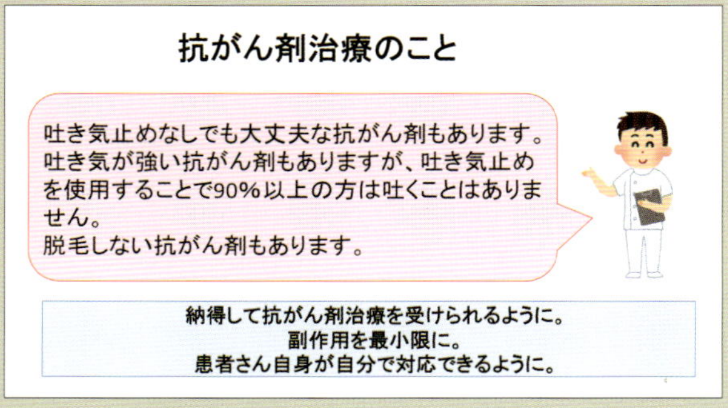

がん看護相談について

がん性疼痛看護認定看護師　尾之内 赤実

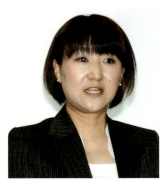

がん性疼痛看護認定看護師
尾之内 赤実

尾之内です。

昨年の5月から、がん患者さんとご家族の不安な気持ちに寄り添いたいということでがん看護相談を始めています。

もっと多くの方に気軽に利用していただくために当院のがん看護相談についてお話いたします。

「がん看護相談って何をするところ？」と言いますと、**(図表29)** がん看護に関わる認定看護師が、がん患者さんやご家族の不安に思っていることなどについてお話を伺い、共に考えて解決できるようにお手伝いさせていただくところです。

昨年1年間で100人以上の患者さんやご家族と話をさせていただいております。

「がん看護相談ではがん看護に関わる認定看護師がお話をさせていただきます」と申しましたが、「認定看護師って何者？」とお思いの方もたくさんいらっしゃると思います。**(図表30)**

認定看護師とは、特定の教育機関で6カ月以上の教育を受け、認定審査に合格して、特定の看護分野において熟練した看護技術と知識を有することが認められた看護師と、看護協会が定めております。

当院には、このように多くの認定看護師がおりますが、がん分野の認定看護師としてはがん化学療法認定看護師の原田とがん性疼痛看護認定看護師である私の2名ががん看護相談を担当させていただいております。**(図表31)**

実際にあった事例をお話いたします。**(図表32)**

相談者は膵がん患者のAさんです。Aさんは膵がんのためおなかにたくさんの水が溜まり、定期的に医師に腹水を抜く処置をしてもらわなくてはいけませんでした。お元気だった時には1泊入院をして腹水を抜いて自宅に帰るということを繰り返していましたが、少しずつ通院することが辛くなり、「自宅でぎりぎりまで過ごしたい。けれどいろいろと心配だから、最後は病院で過ごせるようにしてほしい」とのご相談がありました。ご希望に添えるように、まずはがん分野の認定看護師が自宅に訪問し、実際の生活状況をチェックいたしました。ベッドの準備や入浴の介助などが必要であると判断して、すぐに地域連携室のスタッフに協力を求め、他施設のケアマネジャーや訪問看護師と一緒に患者さん・ご家族をサポートしていくことになりました。

その結果、ご希望通りぎりぎりまで奥さまと大好きなワンちゃんと自宅で過ごされ、入院して2日目に笑っているような穏やかな表情で旅立たれました。**(図表33)**

図表29　がん看護相談って何するところ？

がん看護相談って何するところ？

がん看護に関わる認定看護師が
がん患者さんやご家族の
不安に思っている事などについて
お話を伺います

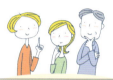

図表30　認定看護師って何者？

認定看護師って何者？

特定の看護分野において
熟練した看護技術と知識を有する事が
認められた者

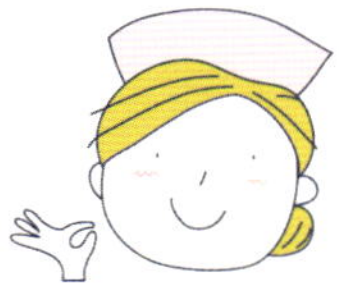

図表31　当院の認定看護師

当院の認定看護師

1. 感染管理認定看護師　1名
2. 摂食・嚥下障害看護認定看護師　1名
3. 皮膚・排泄ケア認定看護師　2名
4. 脳卒中リハビリテーション看護認定看護師　1名
5. 救急看護認定看護師　1名
6. **がん化学療法看護認定看護師　1名**
7. **がん性疼痛看護認定看護師　1名**

図表32　相談解決事例

相談解決事例

❀**ご本人のご希望**
自宅でギリギリまで過ごし最期は病院で迎えたい
⇒がん関連の認定看護師にて訪問看護を実施。
　自宅の生活状況をチェック。
⇒自宅で不安なく生活ができるように必要な
　サービスの利用について地域連携室と検討。
⇒他施設のケアマネ・訪問看護師さん達と協働
　して患者さん・ご家族をサポート

図表33　最期は当院で旅立たれる

ご希望通り亡くなる2日前まで
ご自宅で過ごされ、最期は当院で旅立たれる

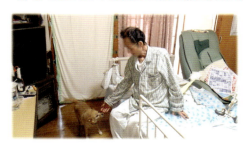

図表34　がん看護相談を実際に利用してみて

がん看護相談を実際に利用してみて…

❀話を聴いてくれる人が居ると
　思うだけで安心

❀家族の不安は話しては
　いけないと思っていたので
　気が楽になった

❀いつ死んでもいいと
　思っていたけれど…
　こうして力になってくれる人が
　居ると思ったらあと10年長生きしてもいいかな

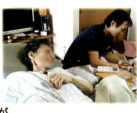

多くの患者さんやご家族にがん看護相談をご利用していただいておりますが、実際に利用していただいた患者さんやご家族の意見として「話を聴いてくれる人がいると思うだけで安心。家族には不安を話してはいけないと思っていたので、話して気が楽になった。いつ死んでもいいと思っていたけれど、こうして力になってくれる人がいると思ったら、あと10年長生きしてもいいかなと思えるようになった」と話して下さった患者さんがいらっしゃいました。**（図表 34）**
　がん看護相談を受ける手続きについて説明させていただきます。
（図表 35）
　がん看護相談を受けていただける方は、主治医よりがんと告知を受けている患者さんとご家族、そして主治医からがん看護相談を受ける許可を得ている方です。
　主治医から許可が出ましたら、各科の外来看護師、または病棟看護師にお声掛け下さい。その後、化学療法認定看護師の原田、またはがん性疼痛看護認定看護師の尾之内が担当させていただきます。
　なかなか、見ず知らずの私たちに不安な胸の内を話すことはハードルが高いことかもしれません。しかし、おいしいお茶を準備して待っていますので、お茶を飲みながら世間話でも構いませんので、まずは皆さんの声を聞かせていただけたら幸いです。**（図表 36）**

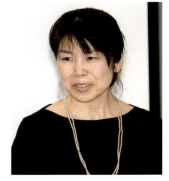

地域連携室看護師　渡邊 和子

がんになったらどうしますか？

地域連携室看護師　渡邊 和子

　渡邊です。
　「がんになったらどうしますか？」というテーマを皆さんと一緒に考えたいと思います。
　皆さん、地域連携室をご存じでしょうか。**（図表 37）**
　地域連携室は地域と病院をつなぐ窓口です。地域の医療機関や介護施設からの紹介を受け付けます。逆に、病院から地域の医療機関や介護施設に紹介して入院中の患者さんが退院後も安心して暮らせるように、地域につなぐ役割をしています。
　私たちが一番大切にしていることは、患者さんやご家族の「意思決定支援」です。
　「意思決定支援」と言ってもよく分からないと思いますので、先日出会った患者さんのお話をさせていただきます。**（図表 38）**

特別企画　常滑市民病院のがんへの取り組み

図表 35　がん看護相談を受ける手続

がん看護相談を受ける手続き

【対象】
- がんと告知を受けている患者さんとそのご家族
- 主治医からがん看護相談を受ける許可を得ている方

【申し込み】
- 各科の外来看護師または病棟看護師までお声かけ下さい

【担当看護師】
化学療法看護認定看護師：原田拓也（はらだたくや）
がん性疼痛看護認定看護師：尾之内赤実（おのうちあけみ）

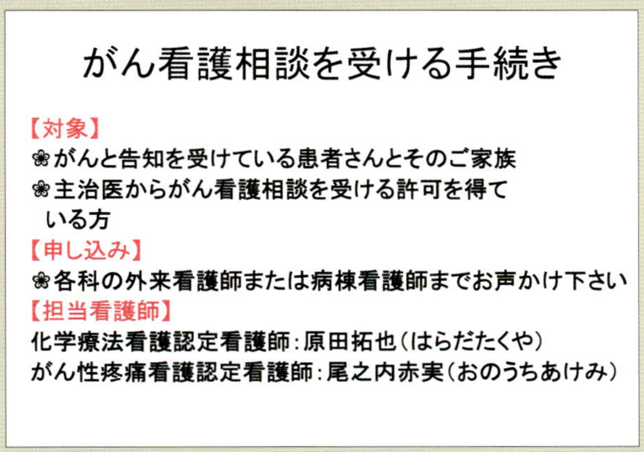

図表 36　皆さんの声を聞かせて下さい

まずは…

皆さんの声を聞かせて下さい

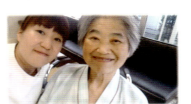

図表 37　地域連携室ってご存知ですか？

地域連携室ってご存知ですか？

- 病院と地域をつなぐ窓口です。
- 地域の病院や介護施設の紹介を受付ます。
- 地域の病院への逆紹介をします。
- 退院する患者さんの退院支援をします。

その中で私たちの大切にしていることは・・・

患者さんの**「意思決定支援」**です。

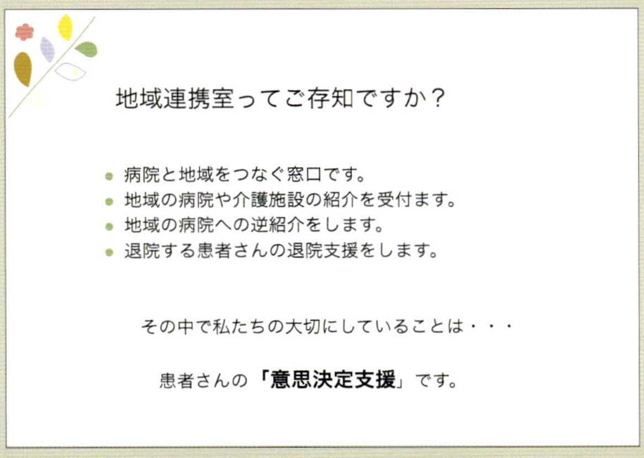

図表 38　私が出会ったがん患者さん　意思決定支援の一例 -1

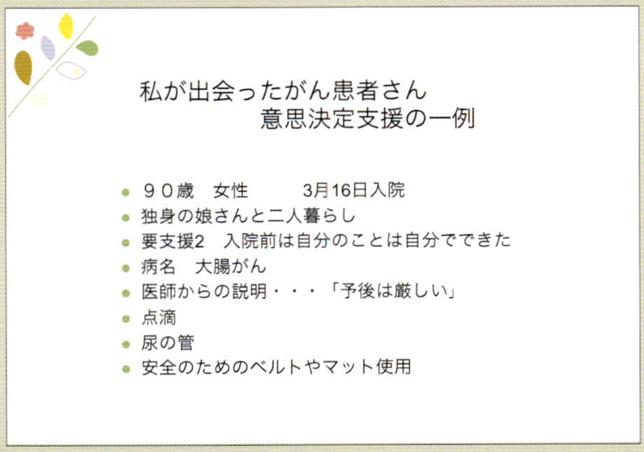

私が出会ったがん患者さん　意思決定支援の一例

- ９０歳　女性　　3月16日入院
- 独身の娘さんと二人暮らし
- 要支援2　入院前は自分のことは自分でできた
- 病名　大腸がん
- 医師からの説明・・・「予後は厳しい」
- 点滴
- 尿の管
- 安全のためのベルトやマット使用

患者さんは90歳の女性でした。独身の娘さんと二人暮らしです。高齢でしたが入院前は自分のことは自分で行えていた方でした。今回は貧血の主訴で地域の開業医からの紹介で入院されました。

　入院後は環境の変化からか、点滴を抜いたり、勝手に動いたりと高齢者によく見られる譫妄（せんもう）状態に陥ってしまいました。そのため、病院では安全が第一なので、動くとナースコールにつながって鳴るセンサーマットや安全ベルトを使用して対応しておりました。

　検査をしたら大腸がんの末期の状態でした。食べると大腸が詰まってしまうかもしれません。娘さんは主治医から「予後は厳しい」と説明を受けました。食べられないから点滴をして、尿量の把握をしたいから尿を出す管を入れ、点滴や尿を出す管を抜かないように安全ベルトで車いすに固定されて一日を過ごす。そのような状態でした。

　私は週に1回の病棟看護師とのカンファレンスでこの患者さんの現状を知りました。主治医の意向は「もうこのままでしょう」と。病棟看護師は「本人やご家族の意向は聞いていません」と言います。これで良いのでしょうか。

　私は早速患者さんと娘さんとお話をしました。患者さんは車いすに固定された状態でうつろな表情で「私はいつまでここにいるの。家に帰りたい」と弱々しい声で訴えます。娘さんは「どうしたらよいか分からない」と、とても悩んでいました。

　私は現状をもう一度分かりやすく説明しました。そして、できる選択肢を挙げました。一つは、このまま亡くなるまで点滴をして、尿を出す管を入れて入院生活を続ける。もう一つは、点滴や尿を出す管を抜いて退院する。命は短くなるかもしれないけれど、自宅で食べられるだけ、飲めるだけ飲んだ生活をして住み慣れた自宅で過ごす。この二つです。

　3日後娘さんがいらっしゃって「やっぱり家に連れて帰りたい」と。

（図表39）

　私は早速退院の準備を始めました。まずは主治医に許可を取り、自宅で診察していただけるように地域の開業医に在宅医を依頼しました。またケアマネジャー、訪問看護師を依頼しました。（図表40）

　3日後にカンファレンスを開きました。参加者は娘さん、ケアマネジャー、訪問看護師、訪問ヘルパー、福祉用具業者、病棟の看護師、地域連携室の看護師です。娘さんは週に3日、8時から16時半まで仕事をしています。その間、患者さんが一人になってしまうので訪問看護師や訪問ヘルパーに訪問してもらうようになりました。環境面ではベッドと車椅子がレンタルで準備されました。在宅の準備ができて退院されました。

　退院後の様子を訪問看護師に伺いました。自宅では、娘さんが絞った果汁を飲んだり、ヨーグルトやプリンを時々食べておられていたそうです。食べると少しおなかが痛いけれど吐いたりすることはなかったそうです。5月

**図表 39　私が出会ったがん患者さん
　　　　　意思決定支援の一例 -2**

私が出会ったがん患者さん
意思決定支援の一例

- 医師の意向・・・「もうこのままでしょう」
- 患者さん・・・「家に帰りたい」
- 娘さん・・・「どうしたらいいかわからない」

- 現状の説明
- できる選択肢の提示　①このまま入院生活を続ける
　　　　　　　　　　　②点滴、尿の管を抜いて退院。
　　　　　　　　　　　　命は短くなるかもしれないけど
　　　　　　　　　　　　住み慣れた自宅で過ごす

娘さん「やっぱり家に連れて帰りたい」

**図表 40　私が出会ったがん患者さん
　　　　　意思決定支援の一例 -3**

私が出会ったがん患者さん
意思決定支援の一例

- 退院の準備
- 在宅医・訪問看護・ケアマネージャー依頼

- カンファレンスの開催
参加者：娘さん・訪問看護師・ケアマネージャー・ヘルパー
　　　　福祉用具の業者・病棟看護師・連携室看護師
退院後の調整
・娘さんが仕事の時のサポート・・・訪問看護・ヘルパー訪問
・ベッド・車椅子のレンタル

　4月13日　退院

**図表 41　私が出会ったがん患者さん
　　　　　意思決定支援の一例 -4**

私が出会ったがん患者さん
意思決定支援の一例

自宅での様子
- 果汁・豆乳・ヨーグルト・プリンなどを時々摂る
- 食べると少しおなかが痛いけど、吐いたりすることはなし

- 5月になってだんだん元気がなくなる
- 5月7日夜　娘さんに見守られ死亡

になってだんだん元気がなくなり、5月7日夜、娘さんから「呼吸が止まってしまったみたい」と電話がありました。訪問看護師が駆け付けた時には、もう亡くなられていました。**(図表41)**

「とてもいい顔をしていたよ」と教えてくれました。

余命宣告を受けて40日。退院して3週間。

さて、この患者さんと娘さんの選択は正しかったのでしょうか。**(図表42)**

皆さんに考えていただきたいことは「がんになったらどうしたいのか、どこで最期を送りたいのか」と言うことです。**(図表43)**

本日、私がお伝えしたかったことは「自分の人生です。どうか健康な時から自分の意思や思いを家族で話し合う機会を持って下さい」ということです。その意思を私たちは全力で支援します。

図表42

この選択は正しかったのでしょうか・・・？

図表43

みなさんに考えていただきたいこと・・・

- がんになったらどうしたいか、どこで最後を送りたいか。
- 自分の人生です。
- どうか健康な時から、自分の意思、思いを家族で話し合う機会を持って下さい。
- その意思を私たちは全力で支援します。

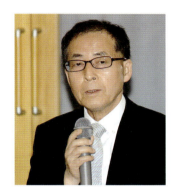
副院長（内科） 鳥山 高伸

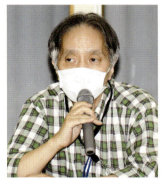
診療局長（内科） 高木 規夫

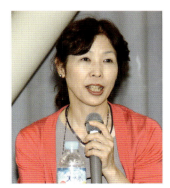
看護局長 久米 淳子

司会 ありがとうございました。
　医師の立場から、がん看護に関わる認定看護師の存在で患者さんに対して何が変わっていくのでしょうか。
中山 堀田先生のお話にもありましたけれど、がんは、今、治療をする、しないというだけではなくて長く付き合っていく時代になりました。
　当然、医者だけで済む話ではありません。チームとして患者さんと関わっていくということが必要になります。
　私は外科医ですが、手術はできるけれど、その後のいろいろな緩和、例えば疼痛の管理を全て関わることはできません。その時には認定看護師たちに加わってもらい、その情報を得ながら、さらに自分の治療方針を考えていっております。
鳥山 私はがん専門ではないので多くのがん患者さんを診ておりませんが、がんの末期の患者さんなどは担当することがあります。一人では難しいので、院長が申したようにチーム医療をしていく必要があります。
高木 私は血液内科医なので白血病や悪性リンパ腫などでがん化学療法をもっとも多く行っております。しかし血液内科医は一人なのできつかったのですが、原田ががん化学療法認定看護師を取ってくれて少し仕事が楽になりました。
　ただ、がん化学療法認定看護師は原田しかいないものですから、もう少し人数を増やしていかないとチーム医療と呼べるに値しないと思っております。
司会 看護師からの立場からは。
久米 方針としては認定看護師を増やしたいと思っています。しかしハードルが高いので、挑戦する人がなかなかいないのです。しかし1人でも、2人でも増えるように支援していくことが私の仕事だと思っております。
司会 ありがとうございました。
　堀田先生から常滑市民病院の皆様のお話をお聴きになった総括をしていただければと思います。
堀田 本日、私は会場に来る前に常滑市民病院院長の中山先生に新しい常滑市民病院の中をつぶさに見せていただきました。すごく新しいアイデア

が随所にちりばめられていました。例えば、病院の中に医師会、歯科医師会、薬剤師会のいわゆる三師会の事務所、常滑市保健センター、そして行政の福祉部予防課があって、福祉関係を1カ所で共有できるという画期的な取り組みがされています。

　がん関係でいえば、化学療法を昔は何カ月も入院しながらやっていました。今は痛み止めや吐き気止めなどの支持療法が非常に発達しているので外来でもできるようになってきていますが、その対応も十分になされております。

　認定看護師制度にも熱心に取り組んでおられます。認定看護師というのは資格を取得するだけでも仕事を休んでびっしり研修に出て、その後試験を受けなくてはならず、そして継続していくために実地の経験が必要です。そうしますと、その人は認定看護師としてフリーの立場で活躍できればよいですが、ある部署に配属される可能性もあり、病院の立場として、認定看護師の必要性は認識しながら認定看護師としてフリーの立場で活躍できる条件で雇用していくことは運営上大変難しいことです。また認定看護師を雇用するための費用は、国が指定する地域がん診療連携拠点病院ですと費用の一部は国から補助されていますが、その認定を受けていない常滑市民病院では病院自身の努力でやっているので持ち出しになってしまいます。しかし常滑市民病院としては持ち出しを、ある程度覚悟してやっていかないと次には進めないというところがあり、その意味で、常滑市民病院は非常に努力されていて大変高く評価できますし、今後につながると思います。

　このようなことを私が言う立場ではありませんが、是非、市民の皆さんも温かい目で常滑市民病院を育てていって欲しいと思います。

司会　ありがとうございました。

　それでは最後に、瀧田医院を代表して瀧田恭代から挨拶させていただきます。

瀧田恭代　堀田知光先生には、この公開勉強会で講演していただくことを快くお引き受けいただき、本日、この公開勉強会を開催することができました。ありがとうございました。

　また病院長の中山先生を始め常滑市民病院の多くの皆様にご参加下さり、常滑市民病院でのがんの取り組みについての話題提供をしていただけまし

た。ありがとうございました。
　本日は会場の皆様もたくさん勉強をなさって、がんの知識がずいぶんと変わっただろうと思います。
　これから新しい知識を持ってがんと向き合っていかれますよう、お願いいたします。
司会　それでは閉会といたします。

Q&A 常滑市民病院

Q 大腸のカプセルの検査は健康診断でもやれますか。

A 山田
健康診断では保険適用外にはなりますがやれます。保険適用は今年の1月からで、保険適用になる場合は原則として大腸カメラを実施したものの腹腔内の癒着などにより回盲部まで到達できなかったり、腹部手術歴があって癒着が想定される場合など、身体組織の異常により大腸カメラの挿入が困難であるなどと判断された場合です

Q 大腸カメラと大腸カプセル内視鏡検査での診断の差はありますか。

A 山田
ないと言われています。

Q 内視鏡カプセルが消化管に詰まりそうな気がするのですが。

A 山田
現時点で内視鏡カプセルで詰まったという報告はありません。しかし病態によっては決してないとは言えず、内視鏡カプセルに内蔵された無線装置から体外にぶらさがっている記録装置に送られた写真により、リアルタイムに内視鏡カプセルがどこにあるのかということを定時的にチェックしています。

Q 常滑市民病院ではCTを加味した大腸検査は施行できますか。

A 山田
CTを加味した大腸検査というのは、下剤を飲んでもらって肛門から空気を入れてCTを撮って、再構成して診断をするというCTコロノグラフィーという検査です。
　器具は揃ってはいますが、当院では今はしておりません。しかしニーズがあれば今後取り組んでいきたいと思います。

Q 鼻からと口からの胃カメラがありますが、常滑市民病院の対応は。

A 山田
両方共対応することは可能です。予約する時にどちらの希望かを患者さんに聞いています。
　鼻からの胃内視鏡はサイズが小さいので楽ではありますが、口からの胃内視鏡はサイズが大きいのできれいな写真が撮ることができるので、口からの胃内視鏡に同意された方には口からの胃内視鏡を使用しております。

Q 昨今、マスコミで腹腔鏡手術のことがよく取り上げられていますが。

A 井上
現在いろいろ問題になっていることに関しては詳細が分からないのでコメントを控えさせてもらいます。

以前、前立腺の腹腔鏡手術で亡くなった事例があり、「腹腔鏡手術をいかに安全に行うか」ということで腹腔鏡技術認定医制度が設けられました。内視鏡外科学会が認定しております。

定められた腹腔鏡手術を撮ったビデオを未編集、ノーカットで当該の学会に提出し、それを当該の学会の一定の評議員が評価して合否を判定しております。

当該の学会のホームページに取得した認定医一覧が載っておりますが、認定医であるからOKということではなくて人間性そしてチーム力が必要です。

当院では、ガイドラインで定められた治療をチームで行っています。

Q 今後常滑市民病院で認定看護師が増える予定はありますか。

A 原田
現在、認知症や脳卒中のリハビリテーションの認定看護師は増える予定がありますが、がん分野ではありません。

Q 専門医は一つだけではなく取れますが、認定看護師はどうですか。

A 久米
制約はありませんが、ハードルが高いので不可能に近いと思います。

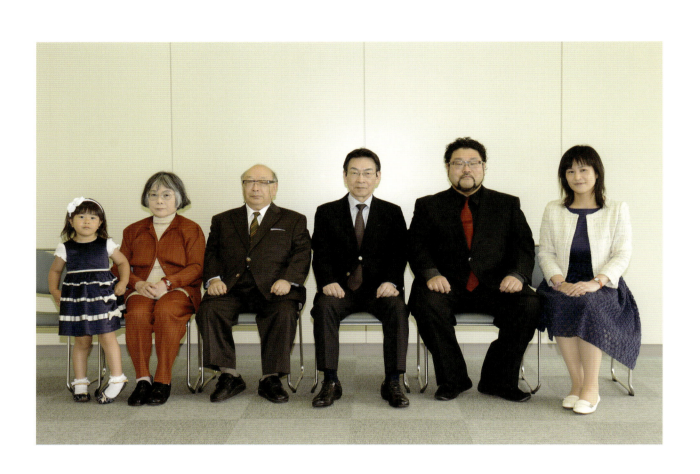

Profiles

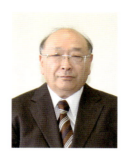

瀧田　資也
Motonari Takita

1968（昭和43）年 慶應義塾大学医学部卒業
名古屋大学医学部内科学第一講座所属
この間、国立名古屋病院（現国立病院機構名古屋医療センター）血液内科、
同講座血液研究室（現病態内科学講座血液・腫瘍内科学）・同医学部附属病院血液内科
常滑市民病院内科

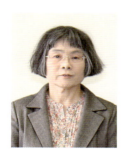

瀧田　恭代
Yasuyo Takita

1973（昭和48）年 信州大学医学部卒業
名古屋大学医学部小児科学（現発育・加齢医学講座小児科学／成長発達医学）
講座所属
この間、同講座神経研究室（特にてんかん）・同医学部附属病院小児科
常滑市民病院小児科

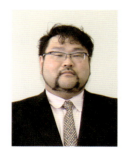

瀧田　好一郎
Koichiro Takita

2003（平成15）年 藤田保健衛生大学医学部医学科卒業
同医学部呼吸器内科学Ⅱ講座・同大学坂文種報徳曾病院呼吸器内科所属

現在
　医療法人瀧田医院理事長、理事として、
　瀧田医院（本院）、タキタデイプラザ（瀧田医院分院・タキタキッズプラザ・タキタシニアプラザ）、
　瀧田マッサージ・鍼灸治療院、有料老人ホームたきたやわらぎ邸を運営している。

　ホームページ　takitaplaza.jp

　この本を亡き、父・祖父瀧田福三と母・祖母瀧田照子に捧げます。

がんにならない、がんに負けない、がんと生きる。

講演者
堀田 知光

発行日
2015年11月25日〔初版第1刷〕

編集
瀧田 資也　瀧田 恭代　瀧田 好一郎

発行者
医療法人瀧田医院
〒479-0836 愛知県常滑市栄町1-112
Tel.0569-35-2041 Fax.0569-34-8600
Eメール info@takitaplaza.jp ホームページ takitaplaza.jp

発行所
関東図書株式会社
〒336-0021 さいたま市南区別所3-1-10
Tel.048-862-2901 Fax.048-862-2908
Eメール info@kanto-t.jp ホームページ kanto-t.jp

AD
山崎デザイン事務所

Printed in Japan
ISBN978-4-86536-016-5

●乱丁本・落丁本はお取替えいたします。
●本書の全部または一部の複写・複製・転訳載および磁気または光媒体等への入力を禁じます。

本書は、アマゾンなどのネットブックストアからお求めいただけますが、下記でも対応いたしております。
瀧田医院（本院）Tel.0569-35-2041/Fax.0569-34-8600　タキタデイプラザ Tel.0569-36-2111/Fax.0569-36-2226
関東図書　Tel.048-862-2901/Fax.048-862-2908